# PLAN

## D'UN

# SERVICE DE VACCINE

## A LA CHARITÉ

PAR

## LE D<sup>r</sup> CHASSAGNY

Mémoire lu à la Société de médecine de Lyon.



LYON

ASSOCIATION TYPOGRAPHIQUE

GIRAUD, RUE DE LA BARRE, 12

1881

# PLAN



## SERVICE DE VACCINE A LA CHARITÉ

Avec les immenses ressources que présente une installation à la Charité, un service de vaccine bien organisé est appelé à rendre les plus grands services à la science et à l'humanité ; il doit concourir de la manière la plus efficace à la propagation de la vaccine, et au point de vue scientifique, il doit permettre de recueillir une quantité considérable des matériaux nécessaires pour élucider les problèmes si nombreux et si ardus que soulèvent les questions afférentes à la vaccine, à la variole et aux autres maladies virulentes.

Pour remplir la première partie de ce programme, le chef de service devra toujours, en toute saison, être en mesure de pratiquer les vaccinations et les revaccinations qui lui seront spontanément réclamées ; il devra, en outre, faire une propagande active pour amener les indifférents, réchauffer les tièdes, combattre les adversaires, dissiper les préjugés, etc. ; il devra surtout être bien convaincu qu'il aura rempli une grande partie de sa tâche s'il a rendu les abords de son service faciles et agréables, s'il en a écarté tout ce qui pourrait inspirer le moindre effroi aux mères et aux enfants.

La cueillette et la conservation du vaccin devront être l'objet de tous ses soins et de ses constantes préoccupations ; c'est ainsi qu'il arrivera à pouvoir satisfaire immédiatement et à bureau ouvert les nombreuses demandes qui viendront converger vers son service, et que nulle part une épidémie

de variole ne pourra surgir sans qu'il soit en mesure de
fournir les moyens de la combattre efficacement à ses débuts.

Au point de vue scientifique, les faits devront être minu-
tieusement observés, toutes les anomalies soigneusement
notées et décrites ; pas une vaccination ne devra être pratiquée sans qu'il soit possible de retrouver et de suivre le vaccinifère, pas un tube de vaccin ne devra être envoyé sans
qu'on ait avec le plus grand soin enregistré son certificat
d'origine, ce qui permettra toujours de rechercher les causes
des accidents qui pourront se produire et évitera souvent
d'accepter des étiologies hasardées et quelquefois compro-
mettantes pour l'avenir de la vaccine (1).

PREMIÈRE PARTIE.

*Des voies et moyens. — Des vaccinifères.* — La question
des vaccinifères a toujours été considérée par les vaccinateurs
comme la pierre d'achoppement la plus redoutable ; s'il est
difficile de déterminer les mères à faire vacciner leurs enfants, il est bien plus difficile encore de les décider à les ramener pour donner du vaccin. Ces résistances sont d'autant
plus difficiles à vaincre qu'elles ne reposent sur aucun motif
sérieux et discutable, mais bien sur des sentiments, des im-
pressions, des instincts ; les mères redoutent par-dessus tout
de voir souffrir leur enfant, et elles se dissimulent à elles-
mêmes la vérité en invoquant, en créant des préjugés ab-
surdes, en affirmant qu'elles tiennent de bonne source et qu'il

(1) L'observation suivante suffirait pour démontrer combien il importe
de pouvoir toujours retrouver les vaccinifères.

Il y a deux ans, un médecin des plus autorisés et des plus compétents
pratique de bras à bras, dans un pensionnat de demoiselles, quatre vaccinations et six revaccinations. Les vaccinations réussissent très-bien et
évoluent de la manière la plus normale. Les six revaccinations échouent
complètement. L'une de ces enfants, à laquelle notre confrère portait un
intérêt spécial, a déjà été revaccinée quatre fois sans succès. Cette dernière fois, rien n'était survenu dans le délai ordinaire, mais, au bout d'un
mois, une des piqûres devient douloureuse, et on voit s'y former une
ulcération grisâtre lardacée s'agrandissant rapidement ; les ganglions

est indiscutable qu'en prenant du vaccin on atténue l'action préservatrice de l'inoculation et surtout qu'on épuise l'enfant et qu'on compromet sa santé.

Plusieurs moyens ont été proposés pour triompher de ces difficultés : on est allé jusqu'à offrir d'acheter le vaccin et d'attirer les mères par l'appât d'une prime accordée à celles qui amèneront leurs enfants.

La Commission de vaccine a été unanime à repousser cet expédient, dont le moindre tort est d'aller à l'encontre du but qu'on se propose. En effet, offrir de l'argent, c'est donner un corps au préjugé, c'est avouer implicitement que l'opération est nuisible (1), c'est proposer un marché honteux ; suivant l'expression énergique et pittoresque du docteur Terver, c'est prostituer la vaccine.

Aussi, si quelques mères cupides et dénaturées ne craignent pas de sacrifier pour quelques écus la santé de leur enfant, le plus grand nombre se révoltent à la pensée d'accepter un argent qui serait le prix d'une mauvaise action ; l'expérience est faite aujourd'hui. Toutes les prévisions de la Commission se sont réalisées, et elle a la satisfaction de

axillaires s'engorgent, des ulcérations se produisent à la bouche avec engorgement des ganglions sous-occipitaux, on constate des papules cuivrées ; il survient de l'alopécie, puis des tumeurs osseuses se forment sur les tibias avec production de douleurs ostéocopes. Si on n'avait pu retrouver la trace du vaccinifère, il y avait là un exemple absolument incontestable de syphilis vaccinale ; mais le médecin connaissait l'enfant, lequel n'avait jamais rien eu, il le suit avec la plus grande attention et n'a constaté jamais aucune manifestation.

Certainement l'inoculation de cette jeune fille n'est pas expliquée, mais, en vertu de l'axiome *nemo dat quod non habet*, on ne saurait accuser la vaccine ; on peut recourir à d'autres hypothèses qui auront au moins le mérite de ne compromettre aucun principe, mais il faut renoncer à celle d'une syphilis vaccinale qui a une si haute portée au point de vue doctrinal et au point de vue de l'avenir de la vaccine.

(1) Plusieurs fois déjà, dans ma clientèle, je me suis heurté contre cette objeétion à laquelle je ne réponds que d'une manière bien peu satisfaisante en affirmant que c'est une mesure regrettable et que rien ne justifie.

voir que, à de rares exceptions près, elle avait bien apprécié les sentiments de nos mères lyonnaises.

Il est un autre moyen dont l'expérience a constaté l'utilité, et dont la Commission de vaccine recommande la continuation, c'est le système des gages qu'on exige des mères lorsqu'on vaccine leur enfant et qu'on leur restitue lorsqu'elles le ramènent pour apprécier les résultats de l'opération et donner du vaccin.

Mais il est d'autres moyens plus sûrs encore, c'est la persuasion, ce sont les bonnes paroles, les bons arguments ; on doit faire comprendre aux mères qu'il n'y a aucun danger à donner du vaccin, qu'elles ne font que rendre ce qu'on leur avait prêté, et que, d'ailleurs, il est utile de prévenir l'engorgement en ouvrant les pustules ; elles doivent savoir que ce n'est pas par un sentiment de défiance que le gage leur est réclamé, c'est leur intérêt et celui de leur enfant qui l'exigent, car il ne suffit pas d'être vacciné et d'avoir des boutons, il faut encore que le médecin constate s'ils sont réellement préservateurs, et ce n'est qu'après avoir exercé ce contrôle qu'il peut délivrer le certificat de vaccine, qui va bientôt servir pour l'admission à la salle d'asile et, plus tard, aux autres écoles que l'enfant devra successivement fréquenter.

Ce ne sont pas encore là les points les plus importants, il faut par-dessus tout simplifier l'opération de la vaccination et celle de la cueillette du vaccin. Si à la première séance l'enfant n'a pas été effrayé, s'il n'a pas souffert, s'il ne lui est resté de son opération que le souvenir d'un bonbon, d'un jouet ou d'une caresse, il viendra gaîment se présenter à la seconde visite, sa mère l'amènera sans crainte et sans arrière-pensée, la cause de la vaccine sera gagnée et les vaccinifères ne feront pas défaut.

Ils manqueront d'autant moins que le service de la Charité n'aura pas à compter seulement sur les vaccinés du dehors, mais bien sur un certain nombre d'enfants devant faire à l'hospice un séjour plus ou moins prolongé et qui seront ainsi toujours prêts pour la cueillette.

Parmi ces enfants, il y a les nouveau-nés de la crèche ; la

Commission de vaccine pense qu'ils ne devraient être utilisés que dans les cas d'absolue nécessité. Car souvent la vaccine ne réussit pas chez ces jeunes sujets, souvent les boutons sont chétifs, et dans tous les cas, comme l'observe très-judicieusement M. Fochier, ce n'est pas sans danger qu'on leur fait subir les épreuves de la fièvre vaccinale.

Il reste les nombreux enfants admis temporairement dans les services de médecine et de chirurgie et tous ceux signalés dans le rapport si complet du docteur Perroud, qui formeront un précieux appoint, surtout dans les saisons où on n'amènera pas d'enfants du dehors.

*Du local et de sa distribution.* — Le local devra être composé de trois pièces : la première, pour le chef de service et son secrétaire ; c'est là que se feront les vaccinations ; les deux autres seront affectées : l'une aux vaccinifères et l'autre aux enfants qui viennent réclamer la vaccine.

L'utilité et les avantages de cet isolement ressortiront des considérations qui vont suivre ; il suffit pour le moment d'indiquer qu'on évite ainsi bien des racontars toujours inutiles, quelquefois dangereux, qu'on évite surtout les conflits que peut faire naître un geste, un regard blessant, l'intention formulée d'une manière plus ou moins dédaigneuse de refuser le vaccin de tel ou tel enfant, de n'accepter que celui de tel ou tel autre.

*Du personnel.* — Le personnel du service devra se composer du chef de service, d'un secrétaire qui sera à poste fixe dans le local, et enfin de deux autres personnes placées dans les salles affectées aux vaccinifères et aux enfants à vacciner. On verra plus loin quel rôle chacun d'eux doit jouer dans le fonctionnement du service.

*De l'outillage du service aux points de vue pratique et scientifique.* — Au milieu du bruit, du désordre, de la confusion que produisent nécessairement une quantité considérable de femmes et d'enfants réunis dans une salle de vaccination, la cueillette du vaccin a toujours été considérée comme une opération difficile, ennuyeuse et pénible. On a toujours laissé perdre et gaspillé une quantité considérable du liquide qui s'écoule sans qu'on arrive à temps pour le recueillir. Il peut paraître d'abord excessivement difficile, impossible même de se reconnaître dans ce chaos, de faire de l'ordre avec ce désordre, et de classer tous ces tubes de manière à pouvoir suivre facilement leur filiation et à éviter entre eux toute promiscuité. J'ai rendu cette opération simple, facile, rapide, agréable, en créant tout un système de procédés, d'appareils, d'instruments qui vont être successivement décrits.

*Des registres.* — Deux registres sont affectés au service. Dans l'un on consigne tout ce qui a trait aux vaccinés, aux vaccinifères, au vaccin ; il est divisé en onze colonnes où on inscrit de gauche à droite le numéro d'ordre, les nom et prénom de l'enfant, son âge, son domicile, l'état de sa santé sommairement résumé sous le vocable de ces trois lettres B. M. S.: bonne, mauvaise, suspecte; la date de la vaccination, l'origine du vaccin inoculé, le nombre des boutons développés, leur aspect, le nombre des tubes recueillis, la nature des gages exigés, l'indication de leur restitution. Une dernière colonne est réservée pour les observations auxquelles chaque fait peut donner lieu.

Un second registre doit servir à noter les destinataires du vaccin distribué; il est divisé en six colonnes où sont inscrits, toujours de gauche à droite, le numéro d'ordre, le nom du destinataire, son domicile, le nombre des tubes envoyés, l'origine des tubes; une dernière colonne est encore consacrée aux observations.

*De l'appareil conservateur et classeur du vaccin.* — Les tubes de vaccin sont placés dans des éprouvettes de verre disposées de la manière suivante :

Aux extrémités d'une petite planchette d'une longueur proportionnelle au nombre de ces éprouvettes sont plantées

deux colonnes terminées chacune par une espèce de poulie ;
l'une de ces poulies est surmontée d'un bouton destiné à être
tourné avec la main. Sur ces poulies s'enroule un ruban sans
fin de tissu élastique que l'on entraîne dans un mouvement de
rotation en faisant tourner le bouton dont il vient d'être parlé.

Autour du ruban et formées par des replis de son tissu
sont disposées des anses élastiques dans lesquelles sont
fixées les éprouvettes sur chacune desquelles est appliquée
une étiquette gommée destinée à recevoir l'inscription d'un
numéro.

*Du mode de fonctionnement du service.— De la cueillette.*
— Le service est en plein fonctionnement, tout le personnel
est à son poste, les vaccinifères et les enfants à vacciner sont
réunis dans leur salle respective. D'un coup de sonnette le
chef de service fait un appel à l'employé de la salle des vaccinifères et, à l'aide d'un tube acoustique, il demande qu'on
lui amène un enfant.

Cet enfant est déshabillé, on examine ses boutons ; s'ils ne
sont pas jugés bons pour la cueillette, la mère le rhabille,
on lui rend son gage, et après avoir dicté au secrétaire tout
ce qui, concernant cet enfant, doit figurer sur le registre, un
autre enfant est appelé ; si ses boutons sont convenables, on
le retient, on donne à tenir à la mère une des éprouvettes,
sur l'étiquette de laquelle on a inscrit le numéro de l'enfant,
et on procède à l'ouverture des pustules. Cette ouverture doit
être pratiquée très-rapidement, l'épiderme soulevé de chaque bouton doit être enlevé avant que l'enfant ait pu être
effrayé, avant que sa mère ait eu le temps de se cacher les
yeux et de pousser l'exclamation traditionnelle : « Ah ! mon
Dieu ! quelle horreur ! » L'espèce de rabot qui figure à une
des extrémités de mon vaccinateur remplit très-bien cette
indication, il ne fait pas saigner et ouvre une large issue
au liquide.

L'enfant, le plus souvent, n'a rien dit, il n'a pas souffert,
il est occupé à décortiquer une orange, à mordre une
pomme, à tirer la ficelle d'un pantin, et il donnera au liquide

tout le temps de couler, au vaccinateur tout le temps de le recueillir.

Un nouvel enfant est alors appelé et on procède pour lui de la même manière, jusqu'à ce qu'on soit arrivé au nombre de cinq ou six, ce qui constituera une première fournée. Les gouttes de vaccin commencent à sourdre des premières pustules ouvertes ; le chef de service, aidé de son secrétaire, commence alors la cueillette ; mais ici se présente un obstacle sérieux, on ne trouve dans le commerce que des tubes mal calibrés, trop capillaires aux extrémités, trop brusquement renflés dans le milieu ; quelques-uns ne se remplissent qu'avec la plus grande difficulté, et pendant que le vaccinateur s'obstine à poursuivre ce remplissage, deux ou trois gouttes se réunissent, forment un ruisseau et tombent à terre.

Cet inconvénient disparaît avec les tubes que nous fabriquons nous-mêmes M. Bourland et moi ; on peut en prendre à la fois une demi-douzaine, et il suffit de les présenter aux gouttelettes pour qu'ils soient immédiatement remplis.

Au fur et à mesure de ce remplissage, on les dépose dans l'éprouvette étiquetée qu'on avait préalablement confiée à la mère.

On n'a pas parlé des récriminations et des résistances des mères, il ne pouvait en être question, car on n'a pas fait naître chez elles les sentiments qui les provoquent. Une fois les pustules ouvertes, des gouttes se forment, elles vont tomber à terre ou être essuyées par la chemise, peu importe à la mère qu'on les emmagasine dans des petites bouteilles, ce n'est pas là ce qui constitue pour elles l'action de donner du vaccin.

Donner du vaccin, c'est le transmettre directement d'un enfant à un autre, et c'est alors seulement que se produisent les sentiments qui rendent la cueillette généralement si difficile. Il y a d'abord chez la mère le trouble, l'ahurissement produits par les cris que provoque inévitablement la réunion brusque et sans ordre d'un grand nombre d'enfants qui s'excitent mutuellement et semblent faire assaut à qui criera le plus fort.

Chez quelques-unes, c'est un sentiment d'amour-propre froissé. Comme le vaccin n'est pris que sur les plus beaux enfants, les mères ne voient pas, sans un profond dépit, celui fourni par leur enfant aller à des êtres qui leur paraissent si disgraciés, si disgracieux.

Il existe aussi un sentiment d'égoïsme : la mère qui a reçu du vaccin d'un enfant trouve souverainement injuste d'en fournir à un plus grand nombre ; elle a décidé d'en donner à deux, à trois ou quatre au plus, et il n'est pas de puissance humaine qui puisse la décider à dépasser ce nombre.

Chez un grand nombre, enfin, on trouvera la crainte de voir le vaccinateur, allant et revenant du vacciné au vaccini-fère, rapporter à ce dernier une maladie contagieuse. Ces craintes sont tout à fait instinctives chez les mères ; cependant, il est quelques médecins, et des plus autorisés, qui ne les considèrent pas comme absolument chimériques.

La cueillette touche à son terme, il ne s'écoule plus que très-peu de vaccin, on pourrait renvoyer les vaccinifères et procéder aux vaccinations avec le liquide contenu dans les tubes qu'on vient de remplir ; mais il est un moyen plus simple, on charge un certain nombre de mes vaccinateurs et, après avoir restitué les gages, on congédie les vac-cinifères.

*De la vaccination.* — Par un nouveau coup de sonnette, le chef de service fait un appel à la salle des enfants à vacci-ner et demande qu'on lui envoie un enfant. On déshabille cet enfant, on inscrit sur le registre tout ce qui le concerne, on fait déposer le gage à la mère, puis on presse quatre fois sur chaque bras avec l'extrémité du vaccinateur, et on le renvoie en lui donnant un jouet ou quelques bonbons.

Un second enfant est appelé, mais la mère n'a pas de gage à fournir, elle n'a pas d'argent et ne possède qu'une bague de mariage formée par un fil de laiton sans valeur ; on n'en vaccine pas moins son enfant, mais on n'a pas donné au public l'exemple d'une violation du règlement, on n'a pas imposé à la mère l'humiliation d'avouer publiquement sa détresse ; il y a mieux, on lui parle avec déférence, on prend part à sa misère, on lui donne un bon de pain, de viande ou de vêtement dont le service devra toujours être pourvu. Ce n'est pas l'enfant, mais bien le chef du service qui aura donné le gage et qui ne manquera pas d'atteindre le but ; car la mère reviendra certainement, soit par reconnaissance, soit pour entendre encore de bonnes paroles, peut-être aussi sera-t-elle attirée par l'espoir de recevoir encore non une prime, mais une nouvelle marque palpable de sympathie.

Pour se faire une idée de la rapidité avec laquelle seraient ainsi pratiquées les vaccinations, il suffit de répéter l'expérience suivante : un de mes vaccinateurs étant chargé avec une solution de cyanure de potassium, on peut l'enfoncer plus de 40 fois dans un morceau de peau blanche, et en touchant chaque piqûre avec une solution de sulfate de fer, on détermine sur chacune d'elles une tache noire qui démontre que chaque piqûre a déposé dans l'épaisseur de la peau une certaine quantité de liquide, et que, par conséquent, avec un vaccinateur récemment chargé on pourrait, en faisant huit piqûres à chaque enfant, pratiquer au moins quatre ou cinq vaccinations.

Quelque nombreux que soient les enfants qui viennent se faire vacciner, l'opération est bientôt terminée et la séance est finie pour le chef de service et les employés préposés aux deux salles des vaccinifères et des enfants à vacciner; il ne va plus rester que le secrétaire qui, comme il a été dit plus haut, est un employé à poste fixe.

### RÉFLEXIONS.

En esquissant devant vous ce plan d'un service de vaccine, je n'ai pas l'intention de le proposer à votre acceptation, bien des détails vous paraîtront certainement insignifiants, puérils peut-être, ils ne peuvent être compris que par celui qui les a longuement mûris, qui s'est longuement pénétré de leur importance, ou par ceux qui seraient témoins des résultats de leur application ; mais j'ai un autre but, je tiens à vous faire comprendre quelles sont les difficultés inhérentes à la création d'un service de vaccine : ces difficultés sont telles que l'homme le mieux doué, le plus zélé, le plus dévoué, échouera inévitablement s'il aborde cette tâche avec la pensée qu'il s'agit de la chose du monde la plus simple, et que pour la mener à bien, il n'a besoin que de suivre les sentiers battus de la tradition et d'y apporter du zèle et de la bonne volonté.

Le rôle de Cassandre est un rôle pénible, et si je le remplis, c'est que je crois accomplir un devoir impérieux. On a semé bien du chanvre dans le champ de la vaccine, ce chanvre a trop poussé, il est mûr, il est prêt à fournir la corde qui étranglera la découverte de Jenner ; permettez-moi de vous renouveler les conseils de l'alouette à ses petits, et de vous dire : Arrachez-moi, brin à brin, ce qu'a produit ce maudit grain. On a semé bien des préjugés, bien des défiances, bien des préventions, on a fait de bien dangereuses importations, si on ne se met pas résolûment à l'œuvre pour extirper ces semis dangereux, je le répète, l'échec est certain ; il l'est d'autant plus, qu'on sait parfaitement où on va, qu'on y va de gaîté de cœur ; qu'on est persuadé qu'il est impossible de faire mieux et qu'on sera mieux secondé par le bon vouloir, par les bonnes intentions, par les libéralités d'une Administration dévouée et prête à tous les sacrifices.

Il est un fait certain et indéniable, c'est que les mères éprouvent aujourd'hui beaucoup plus de répugnances qu'il y a quelques années à ramener leurs enfants pour donner du vaccin.

Lorsque j'ai créé le service central de la vaccine institué par la Société de médecine, le concierge qui bénéficiait des gages abandonnés n'avait que de bien maigres profits. M. Bourland pourrait vous dire combien ces profits ont grandi, combien ce qui était la règle est aujourd'hui devenu l'exception.

Voilà les conditions qui sont faites à la vaccine. Si on ne

parvient pas à les modifier, si on ne réussit pas à rétablir les rapports de confiance qui existaient autrefois entre les mères et les médecins dont elles réclament les services, on peut le dire avec une douloureuse assurance, la vaccine se meurt, la vaccine est morte. L'Administration connaît ces difficultés, elle les prévoit, elle est prête à mettre à la disposition du service toutes les sommes nécessaires pour payer les femmes qui rapporteront leur enfant. Le résultat de cette mesure est facile à prévoir, l'expérience n'est pas à faire ; elle est faite depuis longtemps à Paris ; elle est commencée à Lyon. Le vaccin humain fera défaut, mais tout est prêt pour la stabulation des génisses vaccinifères, et alors à Lyon, comme ailleurs, le sacrifice de la vaccine sera consommé.

Qui que vous soyez, chargé d'un service de vaccine à Lyon, croyez-moi, réagissez contre cette pensée de payer les mères des vaccinifères; c'est le commencement de l'engrenage ; si vous y mettez le doigt, vous y passerez tout entier. Dès le premier jour, vous serez privé de la quantité et plus encore de la qualité, vous n'avez plus de solution possible; ce ne sont pas les mères qui vendent du vaccin qui vous apporteront de bons vaccinifères, vous n'aurez que des pustules étiolées, desséchées ou gonflées d'une lymphe étrangère au liquide vaccinal, vous êtes au-dessous du vaccin de génisse ; du reste, tout est prêt pour l'introduire dans le service , et alors vous serez riche, vous nagerez dans l'abondance, *liber curis*. Et cependant vous avez vu les vaccinations du Parc; vous avez vu les vaccinations du docteur Garnier. Notre honorable confrère a payé de sa personne et de sa bourse ses convictions d'aujourd'hui.   .

Vous venez d'entendre les protestations de M J. Guérin ; ce que M. Guérin dit tout haut à la tribune de ⅃Académie est répété tout bas par l'immense majorité des médecins de Paris ; l'administrateur qui étudie avec tant de zèle la création du service de vaccine à Lyon a voulu se renseigner, et dans plusieurs voyages à Paris, il a constamment entendu les médecins placés à la tête de ces services lui avouer l'infériorité du vaccin animal, auquel ils n'ont recours que poussés par une inéluctable nécessité.

Ceux d'entre vous qui peuvent comme moi invoquer des souvenirs déjà éloignés se rappellent qu'au début de leurs études les cas de variole en ville et dans les hôpitaux étaient excessivement rares, les revaccinations réussies étaient montrées comme une curiosité, et nos maîtres qui étaient, certes, aussi prévoyants que nous n'avaient jamais eu l'idée de pratiquer l'isolement des varioleux ; un ou deux cas de variole dans une salle n'infectaient pas les autres malades suffisamment préservés par la vaccine.

Lors de l'introduction de la vaccine en France, Lyon a été à l'avant-garde du progrès ; laissez-moi espérer que dans les mauvais jours que nous traversons, il formera une arrière-garde solide pour conserver les vieilles traditions, et que lorsque l'heure de la reconstitution aura sonné, il pourra présenter comme un modèle à suivre un service suffisamment alimenté par le vaccin humain, et dans lequel on n'aura pas laissé introduire le funeste présent que Naples nous faisait il y a quelques années.